急性胰腺炎

100

问

JIXING YIXIANYAN
100 WEN

四川大学出版社

责任编辑:龚娇梅
责任校对:王　冰
封面设计:墨创文化
责任印制:王　炜

图书在版编目(CIP)数据

急性胰腺炎100问 / 李志，赵龙主编. —成都：四
川大学出版社，2018.11
ISBN 978-7-5690-2560-6

Ⅰ.①急… Ⅱ.①李… ②赵… Ⅲ.①胰腺炎－急性
病－诊疗－问题解答 Ⅳ.①R576-44

中国版本图书馆CIP数据核字（2018）第259118号

书名	**急性胰腺炎100问**
主　编	李志 赵龙
出　版	四川大学出版社
地　址	成都市一环路南一段24号 (610065)
发　行	四川大学出版社
书　号	ISBN 978-7-5690-2560-6
印　刷	四川盛图彩色印刷有限公司
成品尺寸	146 mm×210 mm
印　张	3
字　数	100千字
版　次	2018年11月第1版
印　次	2018年11月第1次印刷
定　价	32.00元

◆读者邮购本书，请与本社发行科联系。
电话：(028)85408408/(028)85401670/
(028)85408023 邮政编码：610065
◆本社图书如有印装质量问题，请
寄回出版社调换。
◆网址：http://press.scu.edu.cn

版权所有◆侵权必究

前　言

　　急性胰腺炎是临床常见急腹症，严重危胁着人们的健康。随着我国经济文化水平的发展和人民生活水平的迅速提高，居民生活环境改变、饮食结构调整，急性胰腺炎发病率呈逐年上升趋势。经过大量临床实践，采用中西医结合综合治疗急性胰腺炎得到国内大多数学者的肯定。

　　急性胰腺炎具有起病急、发展快，并发症多，病死率高的特点。实践证明，针对急性胰腺炎，如果能做到早诊断、早治疗，可以明显缩短住院时间，降低住院费用，减少并发症及病死率，减轻患者负担，发挥良好的社会经济效益。

　　但在现实生活中，我们发现，对于如何正确认识急性胰腺炎，如何通过改变生活方式、饮食习惯来预防急性胰腺炎，以及发病后该如何配合医务人员更好诊治急性胰腺炎并防止复发，很多人仍一知半解，同时亦存在不少误区。基于此，在参考大量国内外相关文献及书籍的前提下，我们组织西南医科大学附属中医院脾胃病科长期在一线的临床医生编写了《急性胰腺炎100问》。

　　本书分为常识篇、诊断篇、治疗篇、预防保健篇，分四个部分阐述了胰腺的解剖、急性胰腺炎的发病特点、中西医结合治疗急性胰腺炎的相关诊疗方案及预防保健等知识。本书图文并茂，以通俗易懂的问答形式收录临床最常见的急性胰腺炎的相关问题，力求使广大读者全面熟悉急性胰腺炎相关知识，以期对急性胰腺炎的诊断、治疗、预后和随访起到一定的科普和指导，进一步提高人们的生活质量和身体健康水平。

　　由于本书参与编写人员较多，同时作者水平有限，书中难免有不足之处，还望各位读者、专家及同仁批评指正！

編　者

2018年5月

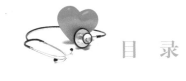

目　录

诊断篇

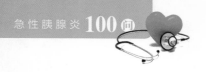

治疗篇

预防保健篇

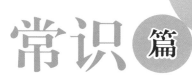

常识 篇

Changshi Pian

01　胰长什么样?

胰（pancreas）是位于腹后壁的一个狭长腺体，质地柔软，呈灰红色，长17～20cm，宽3～5cm，厚1.5～2.5cm，重82～117g。胰横置于腹上区和左季肋区，平对第1～2腰椎体。

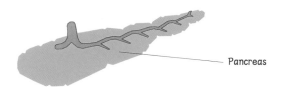

Pancreas

 02　与胰相邻的器官有哪些?

胰的前面隔网膜囊与胃相邻，后方有下腔静脉、胆总管、肝门静脉和腹主动脉等重要结构。其右端被十二指肠环抱，左端抵达脾门与脾相连。胰的上缘约平脐上10cm，下缘约相当于脐上5cm处。

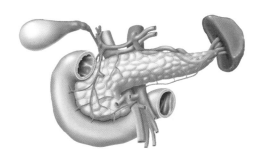

03 胰可分为哪几个部分?

胰分为头、颈、体、尾四个部分。四部间无明显分界。头和颈部位于脊柱正中线右侧，体、尾部则位于左侧，从十二指肠上曲向肠系肠系膜上静脉画一斜线，作为头与颈的分界。胰尾伸入脾肾韧带中，故胰腺的各面均被腹膜包被。

04 胰有哪些功能?

胰分为外分泌部和内分泌部两部分。

外分泌腺由腺泡和腺管组成，腺泡分泌胰液，胰液中含有碳酸氢钠、胰蛋白酶原、脂肪酶、淀粉酶等。胰液通过胰腺管排入十二指肠，有消化蛋白质、脂肪和糖的作用，对食物的消化和吸收是不可缺少的。

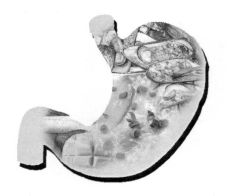

内分泌腺由大小不同的细胞团——胰岛所组成，胰岛主要由4种细胞组成，即A细胞、B细胞、D细胞、PP细胞。A细胞分泌胰高血糖素，升高血糖；B细胞分泌胰岛素，降低血糖；D细胞分泌生长抑素，以旁分泌的方式抑制A、B细胞的分泌；PP细胞分泌胰多肽，抑制胃肠运动、胰液分泌和胆囊收缩。

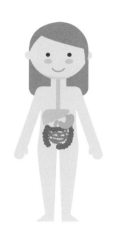

05 胰腺炎可以分为哪几类？

胰腺炎按发病的病理过程，分为急性胰腺炎（acute pancreatitis，AP）与慢性胰腺炎（chronic pancreatitis，CP）。急性胰腺炎临床上可分为轻症急性胰腺炎、中度重症急性胰腺炎和重症急性胰腺炎。慢性胰腺炎临床分型包括慢性复发性胰腺炎和慢性胰腺炎两型。

06 什么是急性胰腺炎？

急性胰腺炎（acute pancreatitis， AP）是多种病因导致胰腺组织自身消化所致的胰腺水肿、出血及坏死等炎性损伤，临床表现为急性腹痛及实验室检查提示血淀粉酶或脂肪酶升高。急性发作期，胰腺内、外分泌功能异常，内分泌功能在急性期后

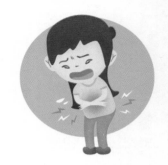

期很快恢复，而外分泌功能完全恢复
需要一段时间，多数患者病情轻，预
后好；少数患者可伴发多器官功能障
碍及胰腺局部并发症，病死率高。

 急性胰腺炎可以分为哪几类?

　　根据2012年修订的亚特兰大急性胰腺炎分类，急性胰腺炎
在病理学上分为两类：间质水肿性胰腺炎（interstitial oedematous
pancreatitis，IOP）和坏死性胰腺炎（necrotising pancreatitis，NP）。

　　按严重程度，可分为三级：轻症急性胰腺炎（mild acute
pancreatitis，MAP）、中度重症急性胰腺炎（moderately severe
acute pancreatitis，MSAP）和重症急性胰腺炎（severe acute
pancreatitis，SAP）。

　　按病程分期，可分为早期（early phase），指发病第1周内；
后期（late phase），指发病1周后，它可以持续数周到数月。

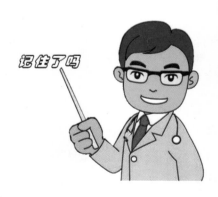

记住了吗

08 什么是慢性胰腺炎?

慢性胰腺炎（chronic pancreatitis，CP）是指反复发作或以持续性上腹部疼痛为主要临床表现，伴有胰腺内、外分泌功能不足的一种胰腺慢性疾病。其病理特点为胰腺腺泡细胞减少，腺体萎缩、纤维化、钙化和胰腺导管呈串珠样改变等不可逆性病变。慢性胰腺炎常见于欧美国家，我国也并不少见，近年其发病率有增加趋势，原因可能与生活水平的提高、饮食习惯的改变有关。临床上常表现为反复发作性或持续性腹痛、腹泻或脂肪泻、消瘦、黄疸、腹部包块和糖尿病。

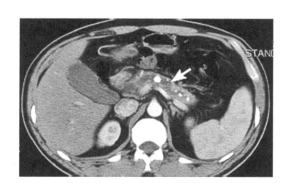

09 慢性胰腺炎可以分为哪几类?

慢性胰腺炎按病理学可分为以下几种类型：

（1）慢性梗阻性胰腺炎：由胰管梗阻引起。

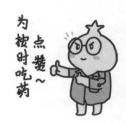

（2）慢性钙化性胰腺炎：主要由胰管内或实质内钙化。

（3）慢性炎性胰腺炎：指胰腺外分泌实质破坏而代之以致密的纤维化。

10 什么是复发性胰腺炎？

复发性胰腺炎一般指具有正常结构功能的胰腺反复发生急性胰腺炎。患者即往临床上发作过1次或以上的急性胰腺炎，发作时可轻可重，分为急性复发性胰腺炎和慢性复发性胰腺炎。前者指反复发作急性胰腺炎，缓解后无胰腺功能或组织学改变；后者是在慢性胰腺炎基础上有反复的急性发作，已存在胰腺功能和结构上的变化，如胰腺钙化、糖尿病等。反复发作因素与首发因素相同，有胆道疾病、酒精、胰管阻塞、十二指肠降段疾病、手术与创伤、代谢障碍、药物、感染及全身炎症反应等。其治疗原则为去除诱因，对症支持治疗。

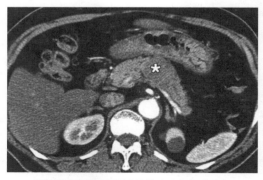

胰腺炎患者腹部CT（星号示胰体部肿块）

什么是胰瘘?

胰管破裂后，胰液由非生理途径外流，称为胰瘘。它是急、慢性胰腺炎和腹部外科手术后，特别是胰腺手术和外伤后严重的并发症之一。胰瘘分为胰外瘘和胰内瘘。向体外流出者称为胰外瘘，向消化道流入者称为胰内瘘。随着急性坏死性胰腺炎、胰腺外伤和胰腺外科手术的增多，胰瘘的发生率亦随之增高。胰瘘的处理较为困难，如处理不当，易引起出血、感染等严重并发症，甚至导致患者死亡。

 不同类型急性胰腺炎临床有哪些表现?

（1）轻症急性胰腺炎。绝大多数病人在病情发生发展到一定程度后不再加重，并自行逐渐恢复痊愈，7～10天就能够康复。

（2）中度重症急性胰腺炎。它是指胰腺炎除了胰腺本身的急性炎症改变以外，还出现了短暂性（不超过48小时）的器官衰竭。

（3）重症急性胰腺炎。器官衰竭时间长于72小时。重症急性胰腺炎患者病情危重，炎症波及胰周组织，常有多器官功能衰竭，出现局部或全身并发症，如胰腺坏死、脓肿、假性囊肿形成等，部分患者临床经过凶险，死亡率可达30%～50%。

13 **急性胰腺炎的流行病学特点有哪些?**

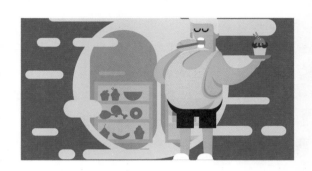

　　胰腺炎在各个年龄段的人群都可以发病,最多见的人群是青中年,经流行病学调查,男性发病率略高。胰腺炎常见诱发因素有肥胖,酗酒,暴饮暴食。儿童多由于病毒感染引起。孕妇常由于过食高脂肪食物或者暴饮暴食导致重症胰腺炎发作。

14 **急性胰腺炎的发病原因有哪些?**

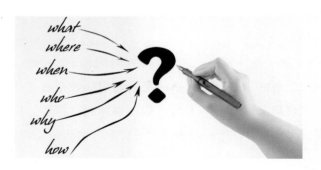

急性胰腺炎临床常见病因包括胆道疾患、高脂血症、酗酒等。

（1）胆道疾患。

胆道蛔虫、壶腹部结石嵌顿、十二指肠乳头缩窄等可导致胆汁反流。如胆管下端梗阻明显，胆道内压力甚高，高压的胆汁逆流胰管，可造成胰腺腺泡破裂，胰酶进入胰腺间质而发生胰腺炎。

（2）酗酒。

长期饮酒者容易发生胰腺炎。在此基础上，一旦出现大量饮酒和暴食的情况，胰酶的大量分泌，可致胰腺管内压力骤然上升，引起胰腺泡破裂，胰酶进入腺泡"之间的"间质而引发急性胰腺炎。

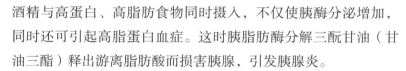

酒精与高蛋白、高脂肪食物同时摄入，不仅使胰酶分泌增加，同时还可引起高脂蛋白血症。这时胰脂肪酶分解三酰甘油（甘油三酯）释出游离脂肪酸而损害胰腺，引发胰腺炎。

（3）高脂血症。

在我国，高脂血症也是诱发急性胰腺炎发病的重要因素，其中以甘油三酯升高引起的胰腺炎最为常见。甘油三酯正常参考值为0.5～1.7 mmol/L。一般认为甘油三酯<5.65 mmol/L不易发生急性胰腺炎，当甘油三酯>11.3mmol/L，则易发生高脂血症性胰腺炎。

（4）其他。

胰腺的小动、静脉急性栓塞、梗阻、胰腺外伤、感染、代谢性疾病、药物过敏等都可引起急性胰腺炎。

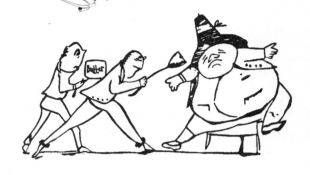

15 急性胰腺炎的发病机质是什么？

正常情况下，胰液在其腺体组织中时内含无活性的胰酶原。胰液沿胰管持续地经胆总管奥狄（Oddi）括约肌流入十二指肠，由于十二指肠内有胆汁存在，加上十二指肠壁黏膜分泌一种肠激酶，在二者的作用下，胰酶原开始转变成活性很强的消化酶。如果流出道受阻，排泄不畅，即可引起胰腺炎。

当奥狄括约肌痉挛或胆管内压力升高，如结石、肿瘤阻塞时，胆汁会反流入胰管并进入胰腺组织。此时，胆汁内所含的卵磷脂被胰液内所含的卵磷脂酶A分解为溶血卵磷脂，可对胰腺产生毒害作用。或者胆道感染时，细菌可释放出激酶将胰酶激活，同样可使其变成能损害和溶解胰腺组织的活性物质。这些物质将胰液中所含的胰酶原转化成胰蛋白酶，此酶消化活性强，渗透入胰腺组织引起胰腺自身消化，亦可引起胰腺炎。

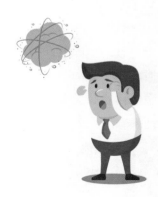

16 当出现什么情况时，需警惕慢性胰腺炎的发生？

（1）反复腹痛。

反复腹痛是90%慢性胰腺炎患者的主要症状，平时一般表现为反复的上腹隐痛，急性发作时变为持续剧烈的疼痛，疼痛可放射至背部。因饮酒而诱发的胰腺炎常在酗酒后12～48小时发病，胆道疾病引起的胰腺炎常在饱餐之后出现上述症状。

（2）反复恶心、呕吐。

（3）反复腹胀、不耐油腻和脂肪泻。

脂肪泻的特征是粪便不成形，每日3～5次，粪便有油光、恶臭，有时可见油滴漂浮在水面。

（4）血糖升高。

疾病发展到后期，胰的内分泌功能遭到破坏，胰岛素分泌减少，患者会出现糖尿病或糖耐量异常。若慢性胰腺炎反复发作，少数人甚至可演变为胰腺癌。尤其是慢性钙化性胰腺炎患者，胰腺癌的发生率比一般人群高。

17 **怀疑患急性胰腺炎时需要做哪些检查？**

（1）实验室检查。

血常规：多有白细胞计数增高及中性粒细胞核左移；

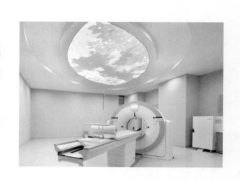

生化应查：C反应蛋白是常用炎症指标，胰腺炎急性发作时常升高；

血清（胰）淀粉酶：在起病后6～12小时开始升高，48小时开始下降，持续3～5天，血清淀粉酶超过正常值3倍可确诊为本病。

血清脂肪酶：常在起病后24～72小时开始升高，持续7～10天，对病后就诊较晚的急性胰腺炎患者有诊断价值，且特异性也较高。

同时还应查尿淀粉酶、血糖、肝肾功、电解质等指标。

（2）影像学检查。

腹部平片可排除其他急腹症，如内脏穿孔等，"哨兵襻"和"结肠切割征"为胰腺炎的间接指征，弥漫性模糊影、腰大肌边缘不清提示存在腹腔积液，可发现肠麻痹或麻痹性肠梗阻。

腹部彩超可作为初筛检查项目，急性胰腺炎B超可见胰肿大，胰内及胰周围回声异常；亦可了解胆囊和胆道情况；后期对脓肿及假性囊肿有诊断意义，但因患者腹胀常影响其观察。

确诊急性胰腺炎首选是腹部CT或者增强CT，这亦是诊断胰腺炎的金标准；必要时可行腹部磁共振检查，根据相关检查结果再考虑是否进一步进行其他检查。

 18   急性胰腺炎的并发症有哪些?

（1）局部并发症。

局部并发症是指在胰腺周围的一些并发症：胰腺坏死，坏死的基础上合并感染。这种情况下需要外科手术把坏死的东西清除掉，把脓肿引流；假性囊肿，是指胰腺假性囊肿包裹它的东西是一些纤维素，而不是细胞，如果其引起患者出现压迫症状，需要处理，如果没有症状，我们实际上也不需要处理。

（2）全身并发症。

全身并发症指患者器官功能出现障碍，常有急性呼吸衰竭、急性肾衰竭、心力衰竭、消化道出血、胰性脑病、脓毒血症及真菌感染、高血糖等并发症。医务人员将根据其具体病情采取相应治疗方法。

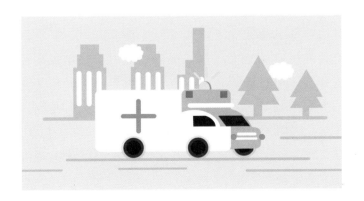

19 重症胰腺炎出现什么状况时患者会有生命危险？

重症胰腺炎本身病情就比较严重，如果合并急性肺功能不全、急性心功能障碍、急性肾功能衰竭等情况，则可危及生命，产生其他严重的并发症，如休克、弥散性血管内凝血、呼吸窘迫综合征等都是致命的，患者一旦发生上述情况将很难以挽救。

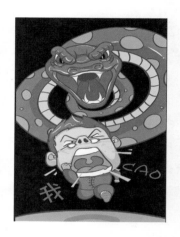

20 什么是腹腔间隔室综合征？

腹腔室隔综合征（ACS）是指腹内压进行性急剧升高引起的器官衰竭或器官功能不全，亦称急性腹腔高压综合征、腹腔高压综合征、腹腔皮下综合征。生理状态下，平均腹内压相当于大气压或低于大气压。任何腹腔内容量增加均可引起腹内压升高，但在腹腔积液、妊娠和腹腔巨大肿瘤等慢性状态下，腹腔内容量增加缓慢，腹壁逐渐被牵张，腹内压可无急剧升高，因而无急性腹腔高压出现，也就不致发生ACS。

ACS是发生腹腔内压急性升高至一定程度才出现的综合征。其主要表现如下：

（1）腹膨胀和腹壁紧张。这是腹腔内容量增加导致腹腔高压的最直接表现。

（2）吸气压峰值增加吸气压峰值大于85 cmH$_2$O。这是横膈上抬、胸腔压力升高、肺顺应性下降的结果。

（3）少尿。由肾血流灌注不足，醛固酮和ADH增高引起。

（4）难治性低氧血症和高碳酸血症。因机械通气不能提供足够肺泡通气量，而致动脉血氧分压降低、CO$_2$潴留。在某些病理状态下，腹内压会升高，达到一定程度后对人体各器官产生不良影响，持续一定时间后，将影响多个器官血流及功能，引发器官功能不全甚至衰竭，最终发展为腹腔间隔室综合征。

 21 **什么是胰性脑病？**

胰性脑病是指急性或反复发作的慢性胰腺炎并发脑病表现的诸症状。胰性脑病有以下表现：

（1）急性胰腺炎症状。临床表现为突然发作的急剧上腹痛，向后背放射，恶心、呕吐、发热、血压降低，实验室检查提示血、尿淀粉酶升高。

（2）慢性胰腺炎症状。临床上患者常伴有胆道系统疾患，表现为上腹痛、脂肪泻，有时并发血糖升高。

（3）脑炎样神经精神症状。患者多在胰腺炎发生后2周内出现脑炎样神经精神症状，主要表现为：①精神症状：表现为不安、烦躁等兴奋状态，继而出现幻觉、定向障碍，谵妄或昏

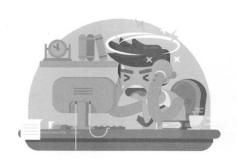

迷。精神症状可随胰腺炎的好转而恢复；②神经症状：表现为痉挛、震颤、失语等，并可出现颅神经麻痹、肌张力增高、腱反射亢进、病理反射及共济失调等。临床上胰腺炎患者出现中枢神经系统症状者诊断不难，但应和其他颅内感染性疾患，如结核性脑膜炎、散发性脑炎等相鉴别。

 古代中医是如何认识胰腺的？

在传统中医学中，《难经·四十二难》中有："脾重二斤三两，扁广三寸，长五寸，有散膏半斤，主裹血，温五藏，主藏意。"此"散膏"，实乃现代医学之"胰"。后清代医家叶霖在《难经正义》中说："胰，附脾之物，形长方，重约三四两，横贴胃后，头大向右，尾尖在左，右之大头，与小肠头为界，左之小尾，与脾相接，中有液管一条，由左横右，穿过胰之体，斜入小肠上口之旁，与胆汁入小肠同路，所生之汁，能

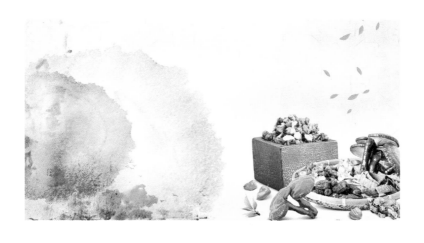

消化食物，其质味甜，或名之甜肉云。"所以，现代医学所指的胰属于中医脾脏的范畴。

 23 **中医治疗胰腺炎有哪些优势?**

目前，西医治疗胰腺炎的主要方案是禁食、胃肠减压、抗炎、抑制胰液或消化酶的分泌、排泄，基本出发点是抑制胰腺的分泌功能，使其充分休息。而中医治疗胰腺炎是从病因出发，根据患者具体情况进行辨证论治，目前主要以通导法为主，使用中药外敷、灌肠、灌胃

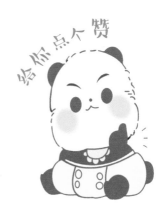

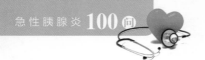
等。中医药治疗具有多途径、多靶点的特点，不良反应少，能明显提高临床疗效，且中医学强调辨证论治，能更准确地把握患者病情，制订科学合理的治疗方案，有效避免西医治疗病与患者个体情况相离的弊端。

24 中医是怎么认识胰腺炎的？

胰腺炎总体属于中医"胃脘痛""腹痛""胁痛""膈痛"的范畴，中医临床诊疗术语国家标准（疾病部分）称之为"胰瘅"。

对于本病病名的解释和认识，历代中医文献有所不同，如《灵枢·厥病》云："厥心痛，腹胀胸满，心尤痛甚，胃心痛也。"《张氏医通·诸痛门》："胃心痛者，多由停滞。……滞则通之。"《杂病源流犀烛·心病源流》："腹胀胸满，胃脘当心痛，上支两胁，咽膈不通，胃心痛也。"从文献对胃心痛症状的描述来看，与急性胰腺炎的临床表现还是比较吻合的。因此，根据急性胰腺炎腹痛、腹胀、恶心、呕吐的主要临床表现及其腹痛的部位和性质，一般认为其属中医"胃脘痛""胁痛""膈痛""腹痛""胃心痛""脾心痛"等病的范畴。重症胰腺炎多表现为腹痛、呕吐、便结、黄疸等症状，属于中医"结胸""厥脱""阳明腑实证"等范畴。

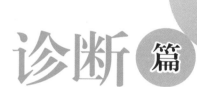

诊断 篇

Zhenduan Pian

25 急性胰腺炎有哪些症状？

1. 一般症状

（1）腹痛：为最早出现的症状，往往在暴饮暴食或极度疲劳之后发生，多为突然发作，位于上腹部正中或偏左。疼痛呈持续性并进行性加重，似刀割样。疼痛向背部、胁部放射。若为出血坏死性胰腺炎，发病后短时间内即表现为全腹痛、急剧腹胀，同时患者很快将出现轻重不等的休克。

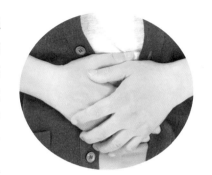

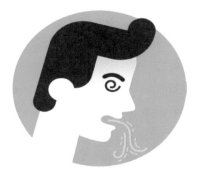

（2）恶心、呕吐：发作频繁，起初为呕出食物及胆汁样物，随时病情进行性加重，很快发展为肠麻痹，则吐出物为粪样。

（3）黄疸：轻症急性型胰腺炎出现较少，约占1/4。而在重症急性胰腺炎患者则出现的较多。

（4）脱水：急性胰腺炎患者的脱水主要因肠麻痹、呕吐所致，而重型胰腺炎患者在短短的时间内即可出现严重的脱水及电解质紊乱。重症急性胰腺炎患者发病后数小时至十几小时即可呈现严重的脱水现象，出现无尿或少尿。

（5）发热：胰腺大量炎性渗出、胰腺的坏死和局限性脓肿等，可引起机体出现不同程度的体温升高。若为轻型胰腺炎，一般发热在39℃以内，3～5天即可下降。而重型胰腺炎，则发热常在39～40℃，患者常出现谵妄，体温持续数周不退，并出现毒血症的表现。

（6）皮肤紫纹。少数重症急性胰腺炎，胰液以及坏死溶解的组织沿组织间隙到达皮下，并溶解皮下脂肪，使毛细血管破裂出血，局部皮肤呈青紫色，有的可融成大片状，在腰部前下腹壁，亦可在脐周出现。

（7）压痛。胰腺的位置深，一般的轻型水肿型胰腺炎在上腹部体格检查时深处可有压痛，少数前腹壁有明显压痛。而急性重型胰腺炎，由于大量的胰腺溶解、坏死、出血，前、后腹膜均被累及，全腹肌紧张、压痛，全腹胀气，并可有大量炎性腹水，可出现移动性浊音，肠鸣音消失，甚至出现麻痹性肠梗阻。

（8）反应性积液。由于渗出液的炎性刺激，可出现胸腔反应性积液，以左侧为多见，引起同侧的肺不张，患者可出现呼吸困难。

（9）肠道梗阻。大量的坏死组织积聚于小网膜囊内，在上腹可以看到一隆起性包块，触之有压痛，往往包块的边界不清。少数患者腹部的压痛等体征虽不明显，但仍然有高热、白细胞计数增高以至经常性现似"部分性肠梗阻"的表现。

2. 局部并发症

（1）胰腺脓肿：常于起病2～3周后出现。此时患者多表现为高热伴中毒症状，腹痛加重，可扪及上腹部包块，白细胞计数明显升高。穿刺液为脓性，培养有细菌生长。

（2）胰腺假性囊肿：多在起病3～4周后形成。体格检查时常可扪及上腹部包块，大的囊肿可压迫邻近组织产生相应症状。

3. 全身并发症

常表现为有急性呼吸衰竭、急性肾衰竭、心力衰竭、消化道出血、胰性脑病、败血症及真菌感染、高血糖等。

急性胰腺炎的体征有哪些？

1. 全身体征

（1）体位：多平卧或侧卧位，但喜静卧。

（2）血压、脉搏、呼吸：在轻症急性胰腺炎时，血压、脉搏及呼吸频率多无明显变化，但在重症及中度重症急性胰腺炎时，

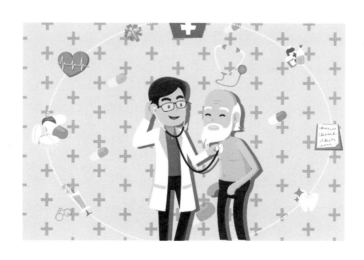

可有血压下降，脉搏及呼吸频率加快，甚至出现休克。值得提出的是，在重症急性胰腺炎时，可以出现急性呼吸窘迫综合征（ARDS）。这是一种十分危险的综合征，需要根据病史、实验室检查等，做到早期诊断与治疗。

（3）舌苔：舌质多淡红，伴有感染时多红或紫红；舌苔多薄白或白腻，严重病例则可见黄腻或黄燥苔。

2. 腹部体征

（1）视诊：腹部多平坦，但重症及中度重症急性胰腺炎患者可因肠麻痹而出现腹胀，并发胰腺囊肿或脓肿时，可有局限性隆起。

（2）触诊：压痛、反跳痛与肌紧张可因病变程度和部位不同而各异。一般情况下，多在上腹部有程度不同的压痛，但压痛部位与病变部位有关。病变在胰头者，压痛在右上腹；病变在胰尾者，压痛在左上腹；病变累及全胰腺者，全上腹有压痛。重症急性胰腺炎，腹腔渗液多时，常表现为全腹的压痛、反跳痛和肌紧张。

急性胰腺炎时，也常在上腹部发现肿块。肿块的原因可能有：①胀大的胆囊，位于右上腹胆囊区；②肿大的胰头，位于右上腹，但位置较深；③胰腺囊肿或脓肿，多为圆形的囊性肿物；④水肿的发炎组织，如大网膜、肠管或小网膜囊内的积液。

（3）叩诊：有肠胀气时，叩诊呈鼓音，若腹腔有渗液时，则叩诊呈浊音，并可检查出移动性浊音。

（4）听诊：肠鸣音多减弱，当出现肠麻痹时，可呈"安静腹"。

急性胰腺炎的诊断流程如下：

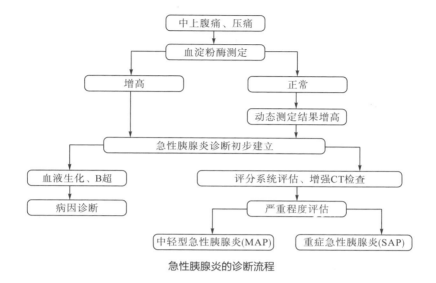

急性胰腺炎的诊断流程

27 急性胰腺炎的疼痛有哪些特点?

腹痛往往在暴饮暴食或极度疲劳之后发生,多为突然发作,位于上腹正中或偏左。疼痛为持续性,可呈进行性加重,

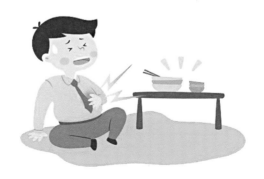

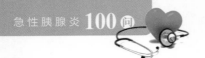

似刀割样，同时向背部、胁部放射。若为重症急性胰腺炎，发病后短暂时间内，即表现为全腹痛、急剧腹胀，同时很快即出现轻重不等的休克。

 什么是轻症急性胰腺炎?

轻症急性胰腺炎（mild acute pancreatitis，MAP）具备急性胰腺炎的临床表现和生物化学改变，不伴有器官功能衰竭及局部或全身并发症，通常在1~2周内恢复，病死率极低。临床多见，病情常呈自限性，预后良好。

 什么是中度重症急性胰腺炎?

中度重症急性胰腺炎（moderately severe acute pancreatitis，MSAP）具备急性胰腺炎的临床表现和生物化学改变，伴有一过性的器官功能衰竭（48h内可自行恢复），或伴有局部或全身并发症而不存在持续性的器官功能衰竭（48h内不能自行恢复）。有重症倾向的急性胰腺炎患者，要定期监测各项生命体征并做持续评估。

30 什么是重症急性胰腺炎？

重症急性胰腺炎（severe acute pancreatitis，SAP）具备急性胰腺炎的临床表现和生物化学改变，伴有持续的器官功能衰竭（持续48h以上，不能自行恢复的呼吸系统、心血管或肾脏功能衰竭，可累及一个或多个脏器），重度急性胰腺炎病死率较高，为30%~50%，如后期合并感染则病死率极高。

31 典型的急性胰腺炎有哪些CT表现？

（1）轻症急性胰腺炎CT表现。

胰腺弥漫性或局灶性肿大，轮廓清楚，伴有胰周积液者轮廓模糊，胰腺密度轻度减低或正常，增强扫描胰腺均匀强化，无坏死区可见，个别病例CT可无阳性发现。

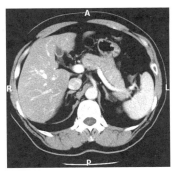
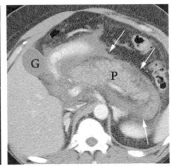

CT示胰腺（P）肿大，边缘模糊，胰周积液（箭头），胆囊（G）内未见结石

（2）重症急性胰腺炎及中度急性胰腺炎的CT表现。

①胰腺体积弥漫性增大，轮廓不清；②胰腺实质密度不均，早期表现为低密度，伴有出血坏死时，可见斑片状高密度或更低密度影；③胰腺包膜增厚，其下常有渗出液；④胰腺周围见多条增厚且模糊筋膜影，肾前间隙及小网膜囊内积液，肾筋膜增厚及胃部可出现反应性局部增厚。⑤伴有并发症时，表现为胰腺尾部的蜂窝织炎、胰腺内或腹腔内脓肿及胰腺假性囊肿等。胰腺脓肿壁较厚，部分病例脓腔内可见大小不等气泡影。假性囊肿常出现于急性胰腺炎的亚急性期或慢性阶段，表现为薄壁囊性病变，囊腔呈水样密度，囊壁可有钙化，可位于胰腺内，更多见于胰腺外小网膜囊或腹膜后腔的肾周、肾前或肾后间隙内。

 32 **急性胰腺炎腹部超声检查可以代替CT检查吗？**

不能。腹部超声是急性胰腺炎的常规初筛影像学检查，因常受胃肠道积气的干扰，对胰腺形态观察常不满意。但超声检查可探测胆囊及胆管情况，是胆源性胰腺炎的初筛方法。当胰腺发生假性囊肿时，常用腹部超声诊断、随访及协助穿刺定位。

腹部CT平扫有助于确定有无胰腺炎、胰周炎性改变及胸、腹腔积液；增强CT有助于确定胰腺坏死程度，一般应在起病3~7天进行。

33 **为什么急性胰腺炎患者需反复行腹部CT检查？**

CT主要用于急性胰腺炎病情程度的评估，在治疗急性胰腺炎的过程中，多次腹部CT检查有助于了解病情的进展或患者恢复情况。

腹部CT平扫有助于了解胰腺、胰周炎性改变及胸、腹腔积液；增强CT有助于确定胰腺坏死程度。

34 **什么是MRCP检查？什么情况下需要行MRCP检查？**

磁共振胆胰管成像（MRCP）是近年发展起来的一种应用水成像原理的非介入性胰胆管成像技术，是一种无创检查，在不需要注射造影剂用于对比的情况下，可清楚显示含有液体的胆

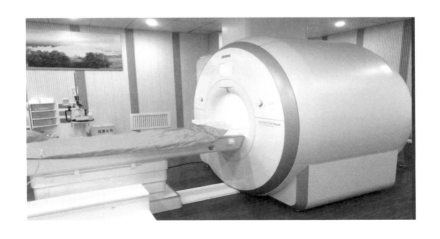

管和胰管管腔全貌，从而获得类似ERCP（内窥镜逆行胰胆管造影）和PTC（经皮肝穿胆道造影）的胰胆管图像，是胆、胰疾病的重要检查手段。MRCP是胆、胰疾病的重要检查方法，针对急性胰腺炎患者，当血甘油三酯<11.29mmol/L，血钙不高，无明确的饮酒、暴饮暴食病史，胆胰超声无阳性发现时，可行MRCP进一步明确病因和了解病情。

35 血清淀粉酶升高就一定患急性胰腺炎了吗？

不一定。其他疾病也可以引起血清淀粉酶升高。血清淀粉酶分为唾液型淀粉酶和胰腺型淀粉酶，正常情况下，唾液型淀粉酶和胰腺型淀粉酶分别占血清总淀粉酶活性的60%和40%，唾液型淀粉酶除可由唾液腺分泌外，其他脏器也可以分泌，如肺、汗腺、乳腺、胃肠道及泌尿生殖系统，此外少数恶性肿瘤也可生成。所以当发生腹部疾病，如消化道穿孔、胆石症、胆囊炎、急性肠梗阻、肠系膜血管栓塞、脾栓塞、高位阑尾穿孔、肾绞痛、异位妊娠破裂；腹外疾病，如肺、骨骼、睾丸、甲状腺、扁桃体等器官病变，均可导致血清淀粉酶升高，但其血清淀粉酶升高一般不超过正常值的2倍。胰腺型淀粉酶主要由胰腺分泌，故对胰腺疾病诊断有特异性。一般血清淀粉酶超过正常值的3倍才具有急性胰腺炎诊断意义。

36 **血清淀粉酶越高，病情是否越重？**

血清淀粉酶的高低与病情程度无确切相关性，部分胰腺炎患者的血清淀粉酶可不升高。所以不能通过血清淀粉酶来判断急性胰腺炎病情轻重。

37 **为什么医生查房关注血钙的变化？**

血钙降低明显提示脂肪组织坏死和组织内钙化灶形成较多，预示病情严重。

其一，急性胰腺炎患者，各种致病因素导致胰管内高压，钙离子内流入腺泡细胞，腺泡细胞内钙离子水平显著上升，使溶酶

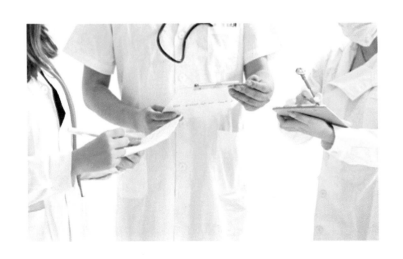

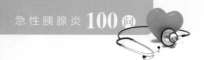

体在腺泡细胞内提前激活酶原，大量活化的胰酶消化胰腺自身，使胰腺组织坏死。其二，严重胰腺炎致使大量胰液外溢，在胰腺及其周围组织（胰腺被摸、大网膜、肠系膜等）的脂肪被外溢的胰液中的脂肪酶分解，成为游离脂肪酸和甘油。游离脂肪酸与钙离子结合，形成脂肪酸钙，致使血中的钙含量下降。此外，大量呕吐也可使患者血中的钙水平下降。低血钙（<2 mmol/L）提示为重症胰腺炎，若<1.5 mmol/L以下，提示预后不良。

38 腰部瘀斑和脐周青紫斑是怎样形成的？

少数出血坏死性胰腺炎，胰液以及坏死溶解的组织沿组织间隙到达皮下，溶解皮下脂肪，而使毛细血管破裂出血，局部皮肤呈青紫色，有的可融合成大片状，在腰部前下腹壁，亦可在脐周出现。其中出现在两侧胁腹皮肤者称为Grey-Turner征，出现在脐周者称为Gullen征。Grey-Turner征以发生在左侧者居多，最初为青紫色渐变为青色再浅至暗灰蓝色。它多出现于急性胰腺炎症状出现后的3天到一周内。二者均为预后不良征象。

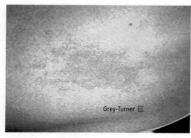

Grey-Turner征

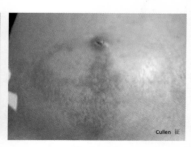

Cullen征

39 急性胰腺炎假性囊肿与脓肿应如何鉴别?

胰腺假性囊肿是急性胰腺炎的渗出液，被小网膜及其附近脏器包裹而形成。组织学的观点认为，它没有真正的囊壁，囊内容物为清亮的渗出液或胰液，囊腔与胰管不相通，对胰腺的假性囊肿，B超、CT可出明确诊断。

胰腺脓肿是急性坏死性胰腺炎时胰腺的坏死组织发生感染或胰液侵犯的结缔组织发生感染后被周围组织包裹而成，患者常有发热、腹痛、消瘦及营养不良等症状，CT及临床可出明确诊断。

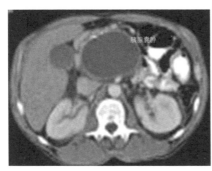

胰头假性囊肿

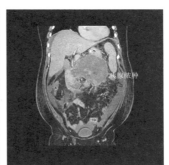

胰胰感染性囊肿

40 胆石症与急性胰腺炎应如何鉴别感染性?

（1）胆石症。是指胆道系统（包括胆囊或胆管）内发生结石的疾病。患者常有胆绞痛史，疼痛位于右上腹，常放射到右肩部，Murphy征阳性，血清淀粉酶、脂肪酶轻度升高，通常低于正常值的2倍。B型超声波检查及X线胆道造影可做出明确诊断。

（2）急性胰腺炎：疼痛常在暴饮暴食后发生，多呈持续性上腹部剧痛，有时呈刀割样痛，常向左腰部放射，呈束带状牵引痛，患者血清淀粉酶、脂肪酶常明显升高，通常超过正常值的3倍；B型超声波检查可见胰腺呈弥漫性或局限性肿大，CT或MRI检查也可发现胰腺肿大，其对诊断均有重要价值。如患者出现休克，腹腔穿刺抽出血性腹水，其中淀粉酶含量显示升高时，则可诊断为急性出血坏死性胰腺炎。必须指出，有时胆总管结石可诱发急性胰腺炎（称胆源性胰腺炎），此时两者的症状可发生混淆，故应加以警惕。

41 消化性溃疡穿孔与急性胰腺炎应如何鉴别？

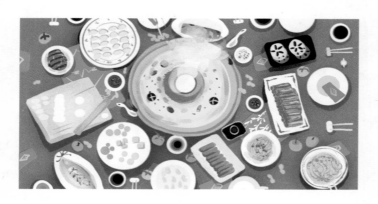

消化性溃疡合并穿孔指胃、十二指肠溃疡病变进一步发展时，胃肠壁变薄或者胃肠内压力突然增加，可向腹腔穿破，从而产生急性弥漫性腹膜炎，这是消化性溃疡最严重的并发症。

与急性胰腺炎比较，其亦可因饮食不节诱发，患者表现为上腹部疼痛、血尿淀粉酶升高，因此与急性胰腺炎不好鉴别。但消化性溃疡合并穿孔患者常具有如下特点：①大多可追问到慢性、反复发作性上腹部疼痛史；②突发的剧烈腹痛，开始于中上腹或者右上腹，以后蔓延于全腹部；③腹肌呈板状强直，拒按，有明显的压痛及反跳痛；④腹部X线及CT可见膈下游离气体这一特异性改变。

42 异位妊娠破裂与急性胰腺炎应如何鉴别？

异位妊娠俗称宫外孕，育龄期女性患者发生异位妊娠破裂时亦可以表现为腹部疼痛、血尿淀粉酶升高，故遇到育龄期女性患者发生急性腹痛时需要与异位妊娠破裂鉴别，后者常有如下特点：①大多可追问到停经史；②大多有不规则阴道流血、量少；③腹痛急性发作时，大多位于下腹部，其次为右下腹及左下腹；④腹部检查时下腹部有明显压痛，腹肌紧张不一定存在；⑤阴道检查发现宫颈举痛明显，后穹窿饱满膨出、触痛明显；⑥腹腔穿刺或后穹窿可抽到不凝固血液；⑦尿妊娠试验及腹部B超有助于明确诊断。

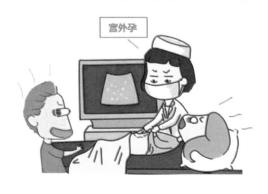

宫外孕

43 急性肠梗阻与急性胰腺炎应如何鉴别?

任何原因引起的肠内容物在肠道中通过障碍，称为肠梗阻。急性肠梗阻亦是常见的可引起腹部疼痛的消化系统疾病，临床上常常需要与急性胰腺炎鉴别。急性肠梗阻常有以下特点：

（1）腹痛急性发作，呈波浪式、阵发性绞痛，疼痛部位多位于脐周及下腹部。

（2）绞痛时伴有肠蠕动增加，常隐约可见膨胀的肠道轮廓，甚至可见肠型，但通常无腹部压痛和肌紧张。

（3）发生闭袢性肠梗阻或绞窄性肠梗阻时，患者可有腹部压痛和肌紧张感，如有肠坏死、穿孔，则腹膜刺激征明显。

（4）发病早期，肠鸣音活跃、频繁，可听到高调的金属音及气过水声。

（5）X线腹部透视可见梗阻以上的肠管扩张，其中充以液体及气体，形成液气平面。

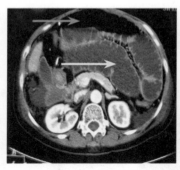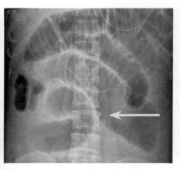

急性肠梗阻CT及X线摄影

红色箭头：液气平面（肠梗阻的典型征象）黄色箭头：扩张的肠管

急性胰腺炎发生在腹部，为什么要观察心肺情况？

　　急性胰腺炎发生后，大量的胰酶消化胰腺自身，激活炎症反应，产生大量炎性因子，使血管通透性增加，导致大量炎性渗出。炎症过程中参与的众多因素可以正反馈方式相互作用，使炎症逐级放大，当超过机体抗炎能力时，炎症向全身扩散，引起心肺等其他脏器损伤及功能障碍，患者可出现呼吸困难、低血压及休克等表现。所以需要观察心肺情况，正确评估病情。

 急性胰腺炎患者为什么会出现少尿？

　　（1）低血压和休克引起流向肾脏的血液减少，所以尿液产生就减少了，出现少尿和无尿。这是功能性的肾衰竭和少尿，快速补充液体有一定帮助。

　　（2）大量的炎症物质和毒素损害肾脏，可引起少尿和无尿。这是实质性的肾衰竭和少尿，常常需要血液净化等用机器替代肾脏排出毒素的治疗。

 重症急性胰腺炎患者出现呼吸困难，一定是ARDS吗？

　　ARDS的诊断标准如下：

（1）有明诱因下1周内出现的急性或进展性呼吸困难。

（2）肺部X线摄影/CT显示双肺弥漫性浸润，不能完全用胸腔积液、肺叶/全肺不张和结节影解释。

（3）氧合指数（动脉血氧分压/吸入氧浓度，PaO_2/FiO_2）≤40kPa（300mmHg）。

（4）呼吸衰竭不能完全用心力衰竭和液体负荷过重解释。如果临床没有危险因素，需要用客观检查（超声心动图）来评价心源性肺水肿。所以重症急性胰腺炎患者出现呼吸困难不一定是ARDS。

47 为什么急性胰腺炎的患者会出现血象的升高？

急性胰腺炎在发病过程中大量的胰酶消化胰腺自身，激活炎症反应，大量炎症细胞被激活，产生炎性因子，使血管通透性增加，导致大量炎性渗出，从而导致血象升高。

48 为什么重症急性胰腺炎会出现血糖的异常？

重症急性胰腺炎发生时胰腺的自身消化使胰腺细胞被大量破坏，胰岛素分泌不足，胰高血糖素释放增加；胰腺炎引起全身性应激反应，各种应激激素大量分泌（如肾上腺皮质激素）均使血糖升高。

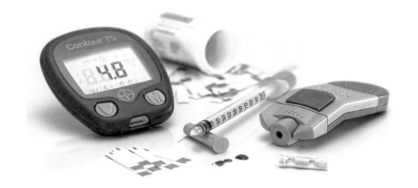

49 **所有重症急性胰腺炎患者都会并发继发性糖尿病吗?**

不一定。重症急性胰腺炎患者胰腺坏死,胰腺的内分泌功能出现障碍,胰岛素分泌减少,引起血糖升高,随着病情的好转,胰腺的内分泌功能恢复,血糖会降至正常范围。

50 **急性胰腺炎发生在腹部,为什么患者会出现呼吸困难?**

急性胰腺炎发生后,大量的胰酶消化胰腺自身,激活炎症反应,产生大量炎性因子,使血管通透性增加,导致大量炎性渗出。炎症过程中参与的众多因素可以正反馈方式相互作用,使炎症逐级放大,当超过机体抗炎能力时,炎症向全身扩散,引起肺损伤及功能障碍,出现肺泡及间质水肿、微小肺不张、肺泡出血等变化,从而患者出现呼吸困难。

51 急性胰腺炎患者为什么会出现贫血？

急性胰腺炎时形成应激性溃疡，导致上消化道出血，胰腺假性囊肿压迫和炎症，导致脾静脉血栓形成，继而发生脾大、胃底静脉曲张，破裂后可发生致命性大出血，患者可出现贫血症状。

52 为什么急性胰腺炎患者在入院后症状还会逐渐加重？

急性胰腺炎随着病程的进展，炎症反应的逐级放大，扩展至全身，甚至可出现多器官功能障碍，临床表现为低血压、休克、呼吸困难、少尿或无尿、意识障碍、体温持续升高或体温不降等症状。

53 喝酒与急性胰腺炎有什么关系？

酒精进入十二指肠引起十二指肠乳头水肿和Oddi括约肌痉挛，使胰管内压力上升。酒精直接导致胰液的外分泌增加，使胰管及胆管的分泌压增高。酒精直接作用于胰腺腺泡，引起细胞内脂质含量升高、线粒体肿胀，以及胰小管上皮变性坏死、胰液内蛋白含量增高甚至产生蛋白栓子，导致胰管阻塞。慢性

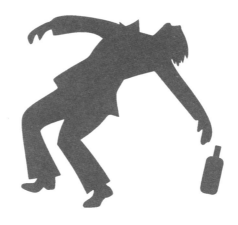

酒癖者常有胰液蛋白沉淀，形成蛋白栓堵塞胰管，导致胰液流出不畅。饮酒可引起血中甘油三酯增高，这时胰脂肪酶可分解甘油三酯生成游离脂肪酸，后者对胰腺有毒害作用。

总之酒精可促进胰液分泌，胰管内压升高，引发腺泡细胞损伤，继而引发胰腺炎。

54 进食油腻食物与急性胰腺炎有什么关系？

进食荤食常是急性胰腺炎发作的诱因，高甘油三酯血症与急性胰腺炎有病因学关联，可能与脂球微栓影响微循环及胰酶分解甘油三酯致毒性脂肪酸损伤细胞有关。

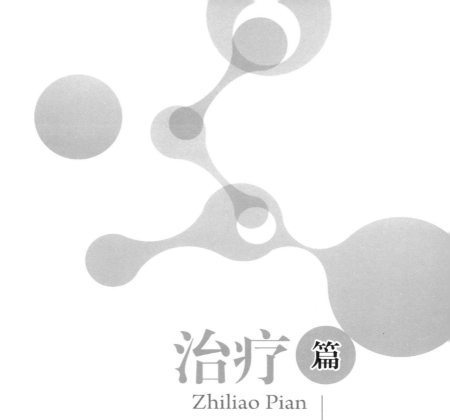

治疗篇

Zhiliao Pian

55 急性胰腺炎的治疗方法有哪些?

急性胰腺炎的治疗方法包括非手术及手术治疗,其中以非手术治疗为主。非手术治疗主要包括:针对病因治疗、禁食及胃肠减压、吸氧、使用抗生素、镇痛、早期液体复苏、营养支持、抑制胰腺外分泌及胰酶活性、改善微循环、保护重要脏器功能、中药治疗、针对并发症的治疗等。

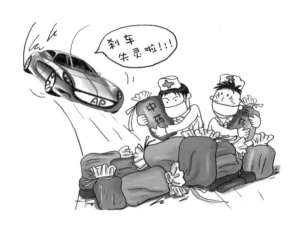

刹车失灵啦!!!

56 胆源性急性胰腺炎的治疗方法有哪些?

胆道疾患,尤其是胆结石,是我国急性胰腺炎的主要病因,如胆道结石发生梗阻,需要及时解除梗阻,治疗方法包括内镜或手术治疗。有胆囊结石的轻症胰腺炎患者,应在病情控制后尽早行胆囊切除术;而伴有坏死的胆源性急性胰腺炎患者为预防感染，应推迟胆囊切除术，待活动性炎症缓解、液体积聚消退或后期行坏死组织清除术时一并处理。

57 高脂血症急性胰腺炎的治疗方法有哪些?

高脂血症也是诱发我国急性胰腺炎发病的重要因素，其中以甘油三酯升高引起的胰腺炎最为常见。甘油三酯正常参考值为0.5 ~ 1.7 mmol/L。一般认为甘油三酯<5.65 mmol/L不易引发急性胰腺炎，当甘油三酯>11.3mmol/L，易引发高脂血症性胰腺炎。所以治疗高脂血症性急性胰腺

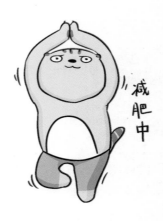

减肥中

炎的主要措施是短期内将甘油三酯尽量降至5.65 mmol/L 以下。降脂方法包括血浆置换或血液滤过，使用胰岛素、降脂药等，同时需限制使用脂肪乳剂，避免使用可能升高血脂的药物。动态监测甘油三酯水平。

58 酒精性急性胰腺炎的治疗方法有哪些?

　　酒精性胰腺炎发病率逐年升高，乙醇是酒精的主要成分，乙醇可以刺激胃酸分泌，使胰泌素和缩胆囊素分泌，从而促进胰腺外分泌增加；乙醇刺激Oddi括约肌痉挛和十二指肠乳头水肿，使胰液排除困难；长期大量饮酒者胰液内蛋白含量升高，易沉淀形成蛋白栓，导致胰液排出不畅，最终引发急性胰腺炎。又因为酗酒者大量缺乏维生素及微量元素，所以针对酒精性急性胰腺炎，一方面需要嘱患者戒酒，一方面治疗时需注意补充维生素及微量元素，直至患者恢复均衡膳食。

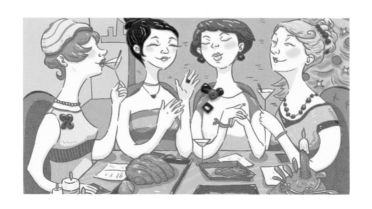

59 治疗急性胰腺炎需要使用抗生素吗?

治疗急性胰腺炎是否需要使用抗生素需要综合考虑。急性胰腺炎是一种化学性炎症，理论上并无细菌参与。预防性使用抗生素不能显著降低病死率。因此，对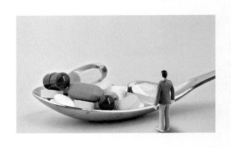于非胆源性急性胰腺炎，不常规推荐使用抗生素预防感染。但由于解剖生理因素，发生急性胰腺炎时，容易并发胰腺细菌感染，故对于胆源性急性胰腺炎或伴有感染的胰腺炎，应使用抗生素治疗。另外，由于胰腺炎往往病情较重，禁食、患者高龄或抵抗力下降等可能引发肠源性细菌易位，亦易发生肺部及腹腔感染，为积极预防感染，故临床上治疗胰腺炎时常用抗生素。

胰腺感染的主要致病菌是革兰阴性菌和厌氧菌等。抗生素的运用应遵循"降阶梯"治疗方案，选择抗菌谱主要包括革兰阴性菌和厌氧菌、脂溶性较强、能很好通过血胰屏障的抗生素。推荐的抗生素使用方案如下：

（1）碳青霉烯类；

（2）青霉素+β-内酰胺酶抑制剂；

（3）第三代头孢菌素+抗厌氧菌类；

（4）喹诺酮+抗厌氧菌类。

总的疗程一般是7～14 d，感染较重或特殊情况下可适当延长使用时间。

60 急性胰腺炎为什么要禁食和胃肠减压?

　　一致认为,禁食和胃肠减压是治疗急性胰腺炎有效而重要的手段之一:通过禁食和胃肠减压,可以减少胃酸分泌,进而减少胰液及胰酶的合成和分泌,减轻胰腺的进一步损伤。同时亦可以防止胰腺炎患者呕吐时呕吐物被误吸入气道。针对肠麻痹或者消化道梗阻而腹部胀满明显的患者,通过禁食及胃肠减压可以有效减轻胃肠胀气症状。对正在使用中药灌胃患者,通过间断胃肠减压,在充分发挥中药疗效的同时,还可避免加重胃肠胀气的副作用。

61 急性胰腺炎的镇痛治疗有哪些方法?

　　急性胰腺炎患者常常出现腹部疼痛,疼痛剧烈难忍时应给予镇痛治疗。在密切观察患者病情下可注射盐酸曲马多或盐酸哌替啶(杜冷丁)。不推荐应用吗啡或胆碱能受体拮抗剂,如阿托品、氢溴酸东莨菪碱(654–2)等,因前者会收缩Oddi括约

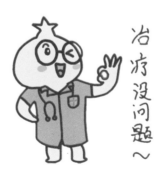

肌,导致胰液排出不畅,后者则会诱发或加重肠麻痹,导致患者腹胀加重,腹腔内压增高,甚至引发腹腔间隔室综合征。部分患者采用针灸治疗后镇痛效果明显,且针灸还具有副作用少的优点。

62 什么是急性胰腺炎早期液体复苏治疗？

早期液体复苏是治疗急性胰腺炎的重要手段之一，目的是提高组织器官灌注量、减少组织缺氧时间。主要包括快速扩容和调整体内液体分布两个阶段，必要时可使用血管活性药物（如前列腺素E1制剂、血小板活化因子拮抗剂）。扩容治疗需避免输注液体过少或过多，可通过动态监测中心静脉压、中心静脉血氧饱和度、肺动脉楔压、心率、血压、尿量、红细胞比容、脉波指示剂连续心排血量检测等作为指导。补液量主要包含生理需要量、累计损失量以及继续损失量。输入液体种类包括晶体液（0.9%氯化钠注射液和乳酸林格液）和胶体液（聚明胶肽、羟乙基淀粉、血浆和人血白蛋白）。扩容时应注意晶体与胶体的比例，并且及时补充人体所需要的微量元素和维生素。同时注意维持体内水电解质（钾、钠、镁、钙等离子）的平衡。

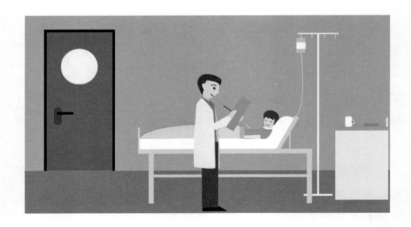

63 如何正确认识急性胰腺炎的营养支持?

急性胰腺炎急性期患者需禁食，且胰腺炎为消耗性疾病，疾病过程中患者机体内蛋白分解较快，因此营养支持必不可少。营养支持方法包括肠内营养和肠外营养。胃肠功能恢复前，选用肠外营养（静脉输注，包括葡萄糖、氨基酸、脂肪乳、维生素、电解质等）；一旦胃肠功能恢复，应尽早进行肠内营养。肠内营养可以保持肠道屏障的完整性，减少肠道对内毒素的吸收，降低细菌移位的发生，减轻炎症反应。肠内营养一般采用鼻空肠管或鼻胃管输注法，期间应观察患者的腹痛、腹胀、恶心、呕吐、肠鸣音、腹部压痛、肌紧张等胰腺炎症状和体征是否加重，根据患者具体情况调整肠内营养的剂量。最先使用短肽类制剂，然后再逐步使用整蛋白类制剂，同时需要结合患者血脂、血糖的情况进行肠内营养剂型和剂量的调整。

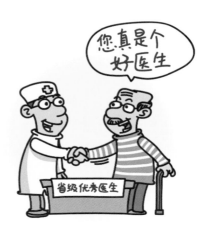

64 胰腺炎治疗中抑制胰腺外分泌的药物有哪些?

生长抑素是一种广泛分布于多组织、多器官的环状多肽，具有多种生物学功效，生长抑素能抑制胰腺的外分泌，减少胰酶对胰腺组织的消化。

奥曲肽是人工合成的天然生长抑素的八肽衍生物，具有天然生长抑素的特点，具有长效抑制胰腺分泌的功效。

H_2受体拮抗剂可以抑制基础胃酸分泌及由组胺、胰岛素、饮食和五肽胃泌素刺激产生的胃酸分泌，使胰泌素和缩胆囊素分泌减少，从而使胰腺分泌减少。

质子泵抑制剂可以高效抑制壁细胞膜上的质子泵的运转以及所需的能量代谢，从而在终末阶段减少胃酸的分泌，间接抑制胰腺分泌。此外，其还可以预防应激性溃疡的发生，预防消化道出血。

65 胰腺炎治疗中抑制胰酶活性的药物有哪些?

蛋白酶抑制剂（乌司他丁、加贝酯）可以有效抑制与胰腺炎发生发展有关的胰蛋白酶、弹性蛋白酶、磷脂酶 A 等的释放，同时能抑制这些酶的生物活性，并且能够维持溶酶体膜的稳定性，改善胰腺组织的微循环，减少胰腺炎并发症的发生，应在胰腺炎的早期使用。

66 胰腺炎治疗中改善微循环药物有哪些?

微循环障碍是胰腺炎重要的发病机制之一,使用改善胰腺组织和其他组织器官微循环的药物,如前列腺素E_1制剂、血小板活化因子拮抗剂、丹参注射液、血塞通注射液、葛根素注射液等,能很好改善组织器官的缺血、缺氧状态,减轻胰腺及其他重要器官的损伤,对治疗胰腺炎有效。

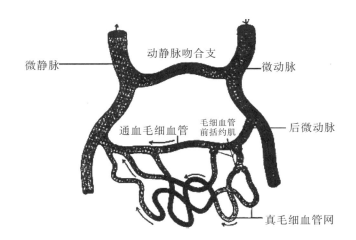

67 对急性胰腺炎患者器官功能的维护治疗有哪些?

(1)针对呼吸衰竭的治疗。给予鼻导管或面罩吸氧,维持血氧饱和度在95%以上,动态监测血气分析结果,必要时应用机械通气。

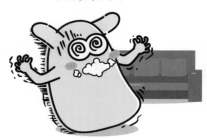

快来救我～～～

（2）针对急性肾功能衰竭的治疗。早期预防急性肾功能衰竭主要是给予容量复苏等支持治疗，稳定血流动力学；治疗急性肾功能衰竭主要采用连续肾脏替代疗法。

（3）针对其他器官功能的支持治疗。如患者出现肝功能异常时可予以保肝药物，急性胃黏膜损伤需应用质子泵抑制剂或H_2受体拮抗剂。

68 如何处理急性胰腺炎并发症?

针对局部并发症，大部分急性胰周液体积聚和急性坏死物积聚多在胰腺炎发病后数周内自行吸收，无须特殊处理，只在继发感染时才需穿刺引流。无菌的假性囊肿及包裹性坏死大多数可自行消失，无需特殊治疗，少部分假性囊肿及包裹性坏死直径＞6 cm且有压迫症状，或持续观察发现直径逐渐增大，或继发感染时可予以B超或CT引导向下经皮穿刺引流。胰腺脓肿和（或）感染可选择手术引流或经皮穿刺引流，其中经皮穿刺引流为首选。

　　针对全身并发症，当机体发生全身炎症反应综合征时应尽早使用乌司他丁或糖皮质激素治疗。持续性肾脏替代疗能有效消除血液中大量的炎性介质，同时维持酸碱及水电解质平衡，可以很好地治疗胰腺炎并发的全身炎症反应综合征。菌血症或脓毒症患者应根据药敏结果调整所使用的抗生素的种类，从广谱抗生素调整为针对性较强的窄谱抗生素，同时应注意早期足量足疗程使用。

69 急性胰腺炎并发腹腔室隔综合征时该如何处理？

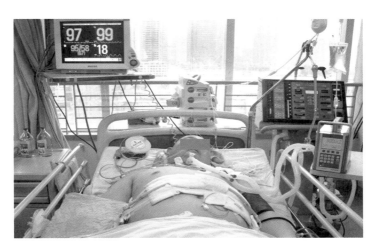

发生腹腔室隔综合征的重症急性胰腺炎患者

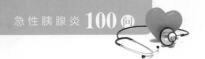

　　腹腔室隔综合征（ACS）是指腹内压进行性急剧升高引起的器官衰竭或器官功能不全。尽早认识、尽早减压可明显改善预后。急性胰腺炎患者一旦出现腹腔室隔综合征，应采取积极的治疗措施，除基本治疗外，还可运用血液滤过、穿刺引流、微创手术减压及开腹手术减压。

70　急性胰腺炎什么时候需要手术治疗？

　　外科治疗主要针对胰腺局部并发症继发感染、产生压迫症状或诊断不明时，如胰腺坏死合并感染、胰腺癌、消化道梗阻、胆道梗阻、胰瘘、消化道瘘、假性动脉瘤破裂出血、可疑腹腔脏器穿孔等。胰腺及其周围无菌性坏死积液无症状者不需要进行手术治疗。

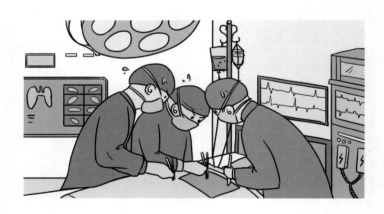

71 发生胰瘘有哪些处理措施?

胰瘘可因胰腺炎症、坏死、感染等导致主胰管或其分支断裂，胰液溢出体外或渗入空腔脏器而形成。治疗方式主要以手术治疗为主，约80%的患者经过3~6个月的引流可以自愈。长期不闭合或有并发症的胰瘘则应进行外科手术治疗。经内镜胰管置入支撑管对胰管有破裂口的部分患者有治疗作用，但胰管完全断裂者只能行胰腺部分切除和胰管空肠吻合术治疗。

72 急性胰腺炎中西医结合治疗有哪些优势?

单纯西医治疗急性胰腺炎，患者住院时间长，住院费用高，并发症发生率及病死率高，中医能针对本病多环节、多靶点进行治疗，有效缓解该病的症状、减少并发症、缩短病程、显著提高临床疗效、减少住院时间、降低死亡率等优势，因此中西医结合治疗胰腺炎疗效显著。

73 急性胰腺炎中医治疗的基本治则是什么?

中医治疗急性胰腺炎，主要根据患者的临床表现，结合病因、病理性质进行分型辨证施治。中医认为，腑气不通是本病的基本病机，通里攻下应贯穿本病治疗的始终。根据"急

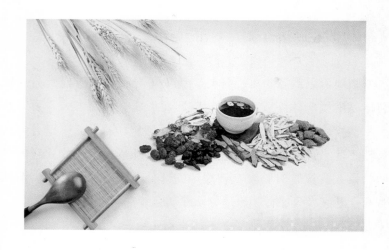

标，缓则治本"的原则，急性胰腺炎以疏肝理气、清热利湿、通里攻下、活血化瘀解毒、扶正祛邪为基本治则。急性期（初期、进展期）应疏肝理气、清热利湿、通腑泄热、活血解毒；恢复期应以调理脾胃，疏肝化湿为主，兼祛余邪。

74 急性胰腺炎如何进行分期辨证论治?

（1）初期。

初期以少阳阳明合病或阳明腑实证为主，严重者表现为结胸里实证。治疗以疏肝利胆、清热利湿、通里攻下、泻热逐水为主。

（2）进展期。

进展期毒热炽盛，气营同病、气血同病，热结腑实，治以清热解毒、清热利湿、活血化瘀、通里攻下、回阳救逆为主。

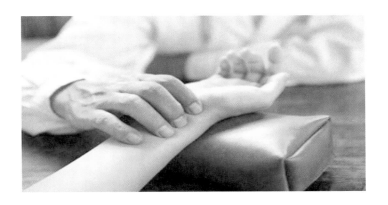

（3）恢复期。

恢复期主要表现为瘀留伤正，或见肝脾不和、肝胃不和、热灼津伤、胃阴不足的症状，宜以调理脾胃、疏肝化湿为主，兼祛余邪，对症加减。

75 急性胰腺炎分期辨证论治的具体方药有哪些?

1. 急性期（初期、进展期）

（1）肝郁气滞证。

治法：疏肝理气通腑。

主方：柴胡疏肝散合清胰汤加减。

药物：柴胡，香附，炒枳壳，白芍，陈皮，川芎，生大黄（后下），法半夏，黄芩，延胡索，郁金，丹参，檀香，砂仁（后下），甘草。

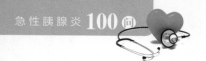

（2）肝胆湿热证。

治法：清肝利胆除湿。

主方：茵陈蒿汤合龙胆泻肝汤或清胰汤加减。

药物：茵陈，龙胆草，大黄（后下），栀子，柴胡，枳实，木香（后下），黄连，延胡索，黄芩，车前子，通草，生地黄，当归。

（3）腑实热结证。

治法：清热通腑攻下。

主方：大柴胡汤合大承气汤加减。

药物：柴胡，枳实，半夏，黄芩，生大黄（后下），芒硝（冲），白芍，栀子，连翘，桃仁，红花，厚朴，黄连。

（4）瘀热（毒）互结证。

治法：清热泻火，祛瘀通腑。

主方：泻心汤或大黄牡丹汤合膈下逐瘀汤加减。

药物：大黄，黄连，黄芩，当归，川芎，桃仁，红花，赤芍，延胡索，生地黄，丹参，厚朴，炒五灵脂，牡丹皮，水牛角（先煎），芒硝（冲）。毒热重者酌情加用黄连解毒汤、犀角地黄汤、清胰解毒汤、安宫牛黄丸。

（5）内闭外脱证。

治法：通腑逐瘀，回阳救逆。

主方：小承气汤合四逆汤加减。

药物：生大黄（后下），厚朴，枳实，制附子，干姜，甘草，葛根，赤芍，红花，生晒参（另炖），代赭石（先煎），生牡蛎（先煎）。

2. 恢复期

恢复期正虚邪恋，主要表现为瘀留正伤，患者或见肝脾不和、肝胃不和、热灼津伤、胃阴不足之症，宜以调理脾胃，疏肝化湿为则。方用平胃散、柴胡疏肝散、桃仁六君子汤、养胃汤等。

76 急性胰腺炎随症加减中药有哪些?

黄疸重者加茵陈；热重者加蒲公英、败酱草、紫花地丁、金银花、栀子、连翘；食积者加焦三仙（焦山楂、焦麦芽、焦神曲）、莱菔子；大便不通者加芒硝；口渴明显者加生地黄、玄参；腹胀明显者加莱菔子、瓜蒌；痛甚者加延胡索；瘀重者加三棱、莪术；呕吐重者加法半夏、紫苏梗、竹茹；便血或呕血者加三七粉、茜草根；汗多亡阳者加龙骨、牡蛎；因胆道蛔

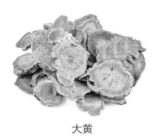

大黄

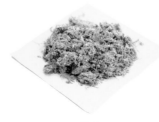

茵陈

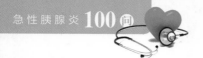

虫引起者加乌梅、苦楝皮根、使君子；表现为结胸里实证者，加甘遂、芒硝。

 采用中药灌胃、灌肠可以提高急性胰腺炎的疗效吗？

　　大量临床实践证明，根据分期辨证论证，采用相应的中药灌胃和灌肠可以有效地提高急性胰腺炎的治疗效果。通过将中药胃管内注入或直肠内灌入，每日2次以上。可有效防止肠功能衰竭及细菌移位，提高临床疗效，减少并发症，降低死亡率。我科采用柴黄清胰活血颗粒每4小时一次管喂和灌肠，治疗急性胰腺炎疗效确切。常用药物包括：大黄、芒硝、甘遂、丹参、牡丹皮、赤芍、栀子、柴胡、黄芩等。

78 针灸是否可以治疗急性胰腺炎？

　　针灸是针法和灸法的总称。针法是指在中医理论的指导下把针具（通常指毫针）按照一定的角度刺入患者体内，运用捻转与提插等针刺手法来对人体特定部位进行刺激从而达到治疗疾病的目。刺入点称为腧穴，简称穴位。一般来说，人体共有361个正经穴位。

　　灸法是以预制的灸炷或灸草在体表一定的穴位上烧灼、熏熨，利用热的刺激来预防和治疗疾病。通常以艾草最为常用，故而称为艾灸，另有隔药灸、柳条灸、灯芯灸、桑枝灸等方法。针灸由"针"和"灸"构成，是祖国医学的重要组成部分之一，是中华民族文化和科学传统积累下的宝贵遗产。

临床和实验证明，针灸能通里攻下，促进肠蠕动，调整急性胰腺炎患者肠道功能，诱导其毛细血管通透性下降，从而缓解麻痹性肠梗阻所致局部血液流通不畅，诱导排便、排气。所以针灸是可以治疗急性胰腺炎的。

79 针灸治疗急性胰腺炎的常用穴位有哪些?

治疗胰腺炎的常用穴包括：足三里、下巨虚、内关、胆俞、脾俞、胃俞、中脘、三阴交等。治疗时一般采用强刺激，也可使用电刺激。还可酌情选取公孙、神阙、天枢、合谷、章门、气海、内庭、阳陵泉、期门、血海、膈俞、太冲、膻中等穴，以增强疗效。足三里、内关、神门、三阴交的取穴方式如下图所示。

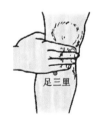
足三里

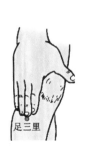
足三里

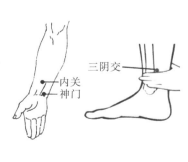
三阴交
内关
神门

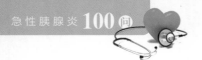

80 什么是急性胰腺炎的中药外敷治疗？

中药外敷是指将新鲜中草药切碎、捣烂或将成品中药打成粉末加辅形剂调匀成糊状外敷于患处或穴位的方法。

治疗急性胰腺炎，最常用的中药是芒硝，常用500g芒硝包裹敷于中上腹，每日换1次。芒硝外敷具有清热泻下，消肿软坚散结之功，既能促进腹水和积液吸收，减少炎症因子的吸收、降低腹内压，又有利于恢复肠蠕动，减轻腹内炎症及肠壁水肿，从而减少胰腺囊肿等并发症的发生，缩短病程。

中成药方面，常用六合丹（由大黄、黄柏、白及等药组成）、金黄散、双柏散、芒硝大黄冰片散外敷中上腹部，可达局部清热解毒、消痈排脓之功，对于炎症吸收，缓解疼痛，胰周液体及囊肿的吸收有一定的作用。

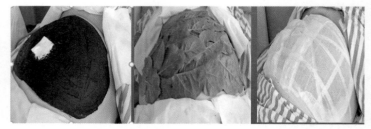

六合丹外敷

81 治疗急性胰腺炎的常用中成药针剂有哪些?

治疗急性胰腺炎常用中成药针剂有生脉注射液、黄芪注射液、丹参注射液、红花注射液、血塞通注射液、灯盏细辛注射液。中医认为上述药物具有益气扶正养阴、活血化瘀止痛的功效。现代医学研究认为,上述药物在急性胰腺炎治疗中能起到改善微循环、抑制胰腺分泌、抗休克、支持功能器官、维持内环境稳定等作用。

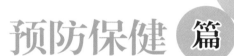

预防保健 篇

Yufang Baojian Pian

- 怀疑患有急性胰腺炎，我们应该怎么办？
- 如何判断自己是急性胰腺炎高危人群？
- 老年人发作胰腺炎有哪些特点？
- 老年人怎样预防胰腺炎？
- 怎样预防胆源性胰腺炎？

82 怀疑患有急性胰腺炎，我们应该怎么办?

日常生活中如果突然出现腹痛、呕吐，且有胆结石、暴饮暴食、进食高脂饮食、饮酒等病史，特别是口服胃药（奥美拉唑、铝碳酸镁咀嚼片等）无效时，应考虑急性胰腺炎可能。该病属于消化科常见急腹症，严重时可危及生命，病死率高，当务之急是将患者送到医院急诊科、消化内科（脾胃内科）就诊，以免耽误病情。在急救人员到来之前应采取一定的救护措施，首先是禁食禁水；切不可自作主张服用止痛、止吐类药物；当患者出现四肢湿冷、脉搏细数、血压下降等休克征象时，要设法保暖，尽量抬高下肢，尽快到就近医院抢救。

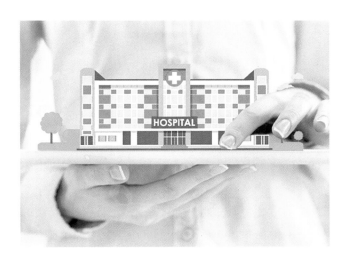

83 如何判断自己是急性胰腺炎高危人群？

经大量临床实践证明，以下人群是急性胰腺炎高危人群：

（1）喜欢暴饮暴及酗酒者。酗酒、暴饮暴食、过食油腻可致胰腺外分泌旺盛，容易导致胰腺炎发作。

（2）有胆道系统疾患者。胆道系统疾患易激活胰酶原活性，从而引起胰腺炎发作。

（3）患有高脂血症及高钙血症者。高脂血症及高钙血症可导致胰液排泄困难，继而易引起胰腺炎发作。

（4）长期情志不畅者。中医认为，肝主情志，长期情志不舒，致使肝郁气滞，横逆犯脾，气机阻滞，腑气不通，则容易引起胰腺炎发作。

84 老年人发作胰腺炎有哪些特点？

老年人胰腺炎发病高峰年龄在70岁左右，而且约50%的患者合并胆道疾病。老年人胰腺炎的主要症状是突然上腹疼痛，多在中上腹，少数在左上腹、右上腹或脐部，疼痛可放射至左肩、腰背部。疼痛有钝痛、钻痛、绞痛，严重时，痛如刀割，常伴有恶心、呕吐，甚至吐出胆汁，呕吐后腹痛并不减轻。严重时患者可出现面色苍白、出汗、四肢发冷、口唇青紫、血压下降、脉搏微弱等休克表现。

老年人对于疼痛反应迟钝，加上抵抗力差，又常患有其他多种疾病，所以发现时病情常较严重，容易并发感染，甚至出现胰腺坏死、出血，引起腹膜炎，出现休克、高烧，而危及生命。

85 老年人怎样预防胰腺炎？

老年人预防急性胰腺炎发作，应做到以下几点：

（1）防止暴饮暴食，以清淡饮食为主，避免吃油腻食物，同时注意饮食卫生，预防肠道感染。

（2）不吸烟，不大量饮酒。

（3）保持心情舒畅，避免生气发怒。

（4）生活起居要有规律，劳逸结合，保证足够的睡眠。

（5）积极治疗慢性胆囊炎、胆石症。

86 怎样预防胆源性胰腺炎？

（1）本病由胆道疾病引起，因此，积极治疗胆道疾病，可有效防止本病的发生。例如，预防肠道蛔虫、及时治疗胆道结石（包括超声检查不能发现的微结石）以及避免引起胆道疾病的急性发作，都是避免引起急性胰腺炎的重要措施。

（2）控制脂肪摄入。胰腺炎治疗期间，不要吃肥腻的肉类，避免酗酒，饮食以吃低脂食品为主，如豆制品、鱼，虾、蛋以及一些瘦肉。

87 怎样预防高脂血症性胰腺炎？

随着人民生活水平的提高和饮食习惯的改变，由原发或继发的脂蛋白代谢紊乱导致的高甘油三酯血症（hypertriglyceridemia，HTG）发病率逐年上升。HTG是继胆道结石和酗酒之后引起急性胰腺炎（acute pancreatitis，AP）的又一常见原因，在急性胰腺炎病因中，其所占比例达10.0%～12.6%，占妊娠期AP病因的50%以上。高脂血症性胰腺炎的严重性和并发症的发生率也高于其他原因诱发的急性胰腺炎。高脂血症性胰腺炎（hypertriglyceridemia pancreatitis，HTGP）又称高甘油三酯性胰腺炎，其诊断除需具有AP的临床表现与影像学改变外，一般血清甘油三酯（triglyceride，TG）浓度≥11.3 mmol/L，或TG浓度在5.65～11.30mmol/L，且血清呈乳糜状。治疗目标是快速降低血清TG水平，阻止炎症反应与胰腺坏死，预防复发。研究表明，HTG既是AP的病因，又是使病情不断恶化加重的危险因素。持续的HTG可能会导致病情加重、并发症增加、住院时间延长、预后差等。而降低TG水平至5.65mmol/L以下可阻止病情的进一步发展，减轻腹部疼痛及加速临床康复。因此，在规范化治疗的基础上，迅速降低血清TG值是关键。

高脂血症性胰腺炎的具体治疗措施如下：低脂饮食，禁酒，口服贝特类降脂药或中成药（如桂黄降脂颗粒、血脂康）降低TG、治疗糖尿病、高尿酸血症。

88 急性胰腺炎的预后如何?

急性胰腺炎的预后取决于胰腺炎的严重程度。轻症急性胰腺炎预后良好,多在5～7天内恢复,无后遗症。重症急性胰腺炎病情重且凶险,死亡率可达30%～50%,经积极治疗后,幸存者可遗留不同程度的胰腺功能不全。

89 为什么有的急性胰腺炎患者必须住重症监护病房?

急性胰腺炎分为轻症急性胰腺炎和重症急性胰腺炎,其病情轻重不一:轻症急性胰腺炎全身状况良好,无重要脏器的功能不全,住普通病房就可满足诊治需求;重症急性胰腺炎患者全身情况较差,有明显重要器官的功能不全,如休克、呼吸困难,少尿或无尿、皮肤黏膜出血、消化道出血及精神症状,随时有生命危险,故必须入住重症监护病房。

重症监护病房(ICU)拥有全面、先进的抢救治疗设备,可24小时持续监测患者的意识、血压、呼吸、脉搏、心率、血氧饱和度、心电图情况等,一旦指标异常,能够及时通知医务人员开展治疗措施。ICU的监护效果比普通病房及时、全面。ICU有完善的抢救治疗措施和高级的仪器设备,费用自然高得多,因此主要用于监护病情严重、有可能危及生命的患者。当重症急性胰腺炎患者的病情非常严重,医生估计有危及生命的可能时,就会考虑送往ICU进行抢救治疗。待病情稳定,再转回普通病房治疗。

90 什么是急性胰腺炎的一级预防？

1. 加强卫生教育和自我保健

嘱咐患者要养成餐前、便后洗手的良好习惯，以减少寄生虫感染。流行性腮腺炎和流行性感冒流行的季节，要注意避免呼吸道感染，必要时可口服玉屏风散进行预防。

2. 合理营养

培养良好的生活方式，饮食中的热量要因人而异，因消耗而异，宜多进食低脂肪，高维生素饮食，防止长期进食高热量饮食。另外，既要避免进过多的低蛋白饮食，也要避免长期进高蛋白饮食。

3. 病因防治

（1）有饮酒嗜好的患者坚决戒酒。

（2）有胆道结石或胆道蛔虫症者可行内镜下取石术、取蛔虫术，胰管阻塞者也可在内镜下治疗。

（3）有胆囊结石者应行胆囊切除术。

（4）行腹部非胰腺手术时，应避免损伤胰腺。

（5）患有内分泌疾病、代谢疾病和心血管疾病时，要积极治疗原发病。

（6）患感染性疾病时积极控制感染。

（7）使用易引起胰腺炎的药物时，应注意有无腹痛和血清淀粉酶升高等情况发生，如有，则应停药或减少药量。

91 什么是急性胰腺炎的二级预防？

急性胰腺炎是一种发作性疾病，因此体检普查并不能发现该病，但普查可以找出高危人群。如果能掌握自查和健康监测的方法，亦可以提高急性胰腺炎的早期诊断率。因此，对有暴饮暴食病史并伴有腹痛的患者，应常规检查血清淀粉酶、尿淀粉酶，以期得到急性胰腺炎的早期诊断。

急性胰腺炎的早期治疗内容包括四个方面：

（1）轻症无并发症的急性胰腺炎以内科治疗为主；

（2）重症急性胰腺炎的治疗；

（3）局部并发症的治疗；

（4）原发性伴随性疾病的治疗。

急性胰腺炎的主要治疗原则是通过禁食、胃肠外营养及胃肠减压等措施来阻止胰腺自身消化，还要防止继发感染、治疗原发胆道疾病。具体措施如下：

（1）一般治疗：包括止痛、维持水电解质平衡等；

（2）减少胰腺分泌，包括禁食、胃肠减压、肌注抗胆碱能药物、胃肠外营养；

（3）抑制胰腺分泌药物治疗；

（4）中药治疗：柴黄清胰活血颗粒口服或灌肠，六合丹、胰瘅贴外敷腹部。重症急性胰腺炎在强化全身治疗的同时，应根据病情的发展考虑手术治疗，清除坏死组织，减少毒性物质的吸收，减少消化酶的继续自身消化作用。

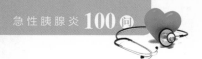

92　什么是急性胰腺炎的三级预防？

对急性胰腺炎已发生多器官功能衰竭者，应进行监护，针对受损器官采取相应的治疗措施。急性肾功能衰竭者应行腹膜透析或血液透析，出现腹腔内大量渗液者可行腹腔灌洗，并发胰腺脓肿或假性囊肿者可行手术引流或B超引导下经脾穿刺和（或）置管引流。

93　急性胰腺炎患者恢复期能不能进行相对剧烈的体育运动？

处于恢复期的急性胰腺炎患者不能进行相对剧烈的体育运动。因为此时患者的身体还比较虚弱，包括胰腺在内的身体器官组织在经过细菌侵袭和药物作用后，有一个缓慢的恢复过程。患者家属不能操之过急，否则会造成病情反复。患者家属也不可过于小心，适当的体育锻炼是有必要的，可根据年龄、体质、兴趣、爱好力所能及地运动，诸如散步、慢跑、下棋、游泳、骑自行车等，注意时间不能太长，强度适中。

94　急性胰腺炎患者何时可以进食？

急性胰腺炎恢复进食的原则为腹痛消失，腹膜炎体征不明显，可自主排便、排气，肠鸣音活跃。因此，如患者腹痛消失，全腹部无压痛、反跳痛及肌紧张，不灌肠即可自主排便、排气，肠鸣音活跃，即可进食低脂饮食（如米汤、稀粥等）。

95 急性胰腺炎患者病情稳定后的饮食供给原则?

急性胰腺炎的早期常须禁食，一旦病情稳定则应尽快恢复经口进食。选择饮食基本原则如下：

（1）应该严格限制刺激胰腺分泌的食物摄入；

（2）尽量给予易消化的食物；

（3）所选饮食应能达到保护胰腺分泌消化酶的功能。

具体讲，急性胰腺炎在急性发作时为了抑制胰腺分泌，应予以禁食，并从胃肠外供给营养液，经各项治疗待病情缓解后则可给予碳水化合物（糖类）含量较高的清流质饮食。

96 急性胰腺炎患者的食疗方有哪些?

常用的急性胰腺炎的食疗方如下：

（1）丝瓜汁饮。

原料：老丝瓜1500g。

制法：取老丝瓜洗净，捣烂绞汁。

用法：每次服用50ml，经常服用。

功效：清热止血、活血通络。

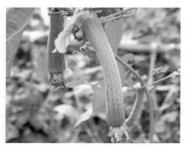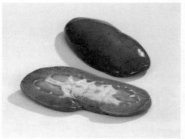

（2）煮猪胰。

原料：猪胰500g。

制法：猪胰洗净，加水共煮至烂熟，取汁饮用。

用法：每次服用50ml。

功效：补脾润燥，消食益胃健脾。

（3）黄花菜马齿苋饮。

原料：黄花菜、马齿苋各30g。

制法：将上二味洗净，放入锅内，加清水适量，用武火烧沸后，转用文火煮30分钟，放凉后装入罐内。

用法：代茶饮，每日1或2次。

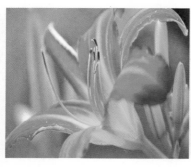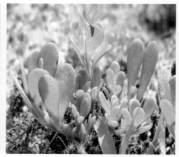

功效：清热解毒、养血平肝、清热利湿、凉血消炎。适用于急性胰腺炎恢复期刚开始进食流质饮食的患者。

 97 急性胰腺炎患者可以吸烟吗？

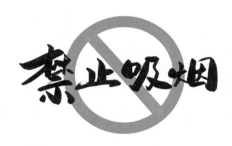

答案是否定的。急性胰腺炎患者不能吸烟。吸烟是导致慢性胰腺炎的危险因素，也是影响疾病发展的危险因素。吸烟会增加患胰腺癌的风险。吸烟程度和发生胰腺疾病风险之间存在直接正相关；香烟烟雾也可能增加急性胰腺炎的患病风险。

98 胰腺炎反复发作应如何处理？

胰腺炎发作两次或两次以上时，临床上称为复发性胰腺炎。

引起胰腺炎反复发作的原因有很多。我国以胆源性胰腺炎多见，一般通过上腹部B超、肝功能检查、ERCP等可以诊断，大部分复发患者可通过手术或腹腔镜下切除胆囊及胆总管探查或EPT等措施来达到预防目的。其次，Oddi括约肌功能不全一方面使胰管腔内压力升高，胰腺分泌的胰液不能排到十二指肠内；另一方面，功能不全的Oddi括约肌痉挛时，可使胆总管内压力升高，胆管内胆汁就有可能通过共同通道流入胰管，从而引发胰腺炎。胆囊切除后反复发作胰腺炎的患者须做Oddi括约肌及胆管内压力测定，必要时做胰管压力测定，这对诊断有很大的价值。如果Oddi括约肌的压力明显高于正常值，行Oddi括约肌切开术或水囊扩张成形术，可以治愈。

胰腺分隔是一种先天畸形。在胚胎发育过程中，由于融合失效，腹侧和背侧胰腺始基分别由不同的导管引流到十二指肠内，在十二指肠有两个不同的开口（主乳头和副乳头），国外人群发生率为4%～10%，我国人群发生率较低。胰腺分隔中的一部分患者可有反复发作的急性胰腺炎、腹部疼痛，甚至慢性胰腺炎，其发病可能是由于较小的副乳头管口堵塞，从而阻碍胰腺分泌物正常流出。70%的患者在施行副乳头括约肌成形术后症状改善，胰腺炎和腹痛发作次数减少。一项研究表明，对胰腺分隔和急性复发性胰腺炎患者，通过内镜放置一个副胰管支架，可以使症状明显改善，急性胰腺炎的发作次数减少。还有一项研究比较胰腺分隔患者经副乳头肌切开术和短期放置支架前后病情的变化，发现急性胰腺炎反复发作者75%症状改善，而伴有胰性腹痛或慢性胰腺炎的患者有25%症状得到改善。

加强胰腺炎患者的病因管理，可有效减少复发，减轻家庭和社会经济负担。出院前，医生需要结合患者的具体病因进行健康教育和必要的干预，包括戒烟戒酒，改变饮食习惯和结构，监测并控制血脂血糖，控制体重，预防胆道结石等，并嘱咐患者坚持长期的胰腺专科门诊随访，最终有效减少复发。

 急性胰腺炎患者如何预防复发和调摄？

（1）节制饮食，戒烟酒，调情志，避寒暑，慎起居，适劳逸。

（2）禁食是治疗急性期急性胰腺炎的首要措施，一般轻、中度患者禁食时间为1~3d。

（3）发生过急性胰腺炎的患者应避免暴饮暴食及进食过多的脂肪食物，尽量避免过度饮酒，虚痛者宜进食易消化的食物；热痛者忌食肥甘厚味、饮酒及辛辣食物；食积者注意节制饮食，气滞者要保持心情舒畅。

（4）积极治疗胆道疾病及其他可以引起急性胰腺炎的各种疾病。对于急性胰腺炎患者，应尽量查明原因，防止复发，在平日的生活中应注意补充营养物质、电解质、维生素等，严密观察患者的各种变化并及时处理。

 急性胰腺炎治愈出院后的注意事项有哪些？

（1）及时去除病因。

我国急性胰腺炎常见的三大病因为胆道疾病、高脂饮食、饮酒。因此，待急性胰腺炎患者病情稳定、全身情况好转后，应积极治疗胆道结石，戒酒，避免暴饮暴食。高脂血症患者应长期口服降脂药，并摄入低脂、清淡饮食。

（2）定期随访，防止并发症。

胰腺炎恢复期，炎症只是局限了，而炎性渗出物往往需要3～6个月才能完全吸收。在此期间，有一些患者可能出现胰腺囊肿、胰瘘等并发症。如果患者发现腹部肿块不断增大、腹痛、腹胀等症状，应及时就医。

（3）帮助恢复胰腺功能。

患急性胰腺炎后，胰腺的内外分泌功能往往不同程度受损。内分泌功能损害可导致糖尿病，患者应在内分泌科医生指导下进行治疗。外分泌功能损害表现为消化功能减退，特别是对脂肪和蛋白质的消化能力降低。常见症状为纳差、体重下降、腹胀、腹泻。这种外分泌功能通常不容易恢复，因此可采用胰酶替代疗法。上述治疗措施通常是终身的。

（4）加强营养，促进恢复。

饮食以碳水化合物和蛋白质为主，减少脂肪的摄入量，尤其是动物脂肪。